BEI GRIN MACHT SICH IHR WISSEN BEZAHLT

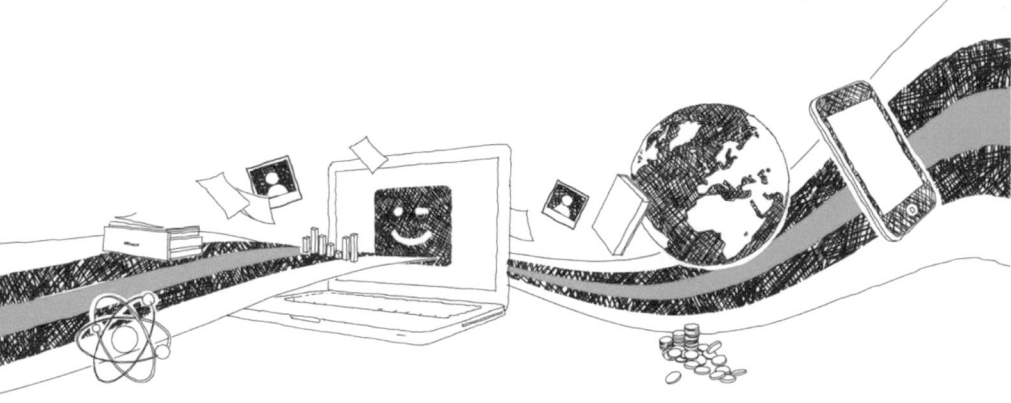

- Wir veröffentlichen Ihre Hausarbeit, Bachelor- und Masterarbeit

- Ihr eigenes eBook und Buch - weltweit in allen wichtigen Shops

- Verdienen Sie an jedem Verkauf

Jetzt bei www.GRIN.com hochladen und kostenlos publizieren

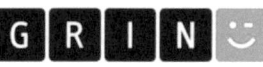

Bibliografische Information der Deutschen Nationalbibliothek:

Die Deutsche Bibliothek verzeichnet diese Publikation in der Deutschen National-
bibliografie; detaillierte bibliografische Daten sind im Internet über http://dnb.d-
nb.de/ abrufbar.

Impressum:

Copyright © 2007 GRIN Verlag, Open Publishing GmbH
Druck und Bindung: Books on Demand GmbH, Norderstedt Germany
ISBN: 9783640626120

Dieses Buch bei GRIN:

http://www.grin.com/de/e-book/151174/gesundheitsberichterstattung-theoretische-
grundlagen-ziele-und-aufgaben

Torsten Sauer

Gesundheitsberichterstattung - Theoretische Grundlagen, Ziele und Aufgaben

GRIN Verlag

GRIN - Your knowledge has value

Der GRIN Verlag publiziert seit 1998 wissenschaftliche Arbeiten von Studenten, Hochschullehrern und anderen Akademikern als eBook und gedrucktes Buch. Die Verlagswebsite www.grin.com ist die ideale Plattform zur Veröffentlichung von Hausarbeiten, Abschlussarbeiten, wissenschaftlichen Aufsätzen, Dissertationen und Fachbüchern.

Besuchen Sie uns im Internet:

http://www.grin.com/

http://www.facebook.com/grincom

http://www.twitter.com/grin_com

Universität – Bielefeld

Weiterbildendes Fernstudium
Angewandte Gesundheitswissenschaften

Hausarbeit zur 1. Studienbegleitenden Prüfung

Gesundheitsberichterstattung

Vorgelegt von: Torsten Sauer

Vorgelegt am: 05.Oktober 2007

Inhaltsverzeichnis

Einleitung

Das Thema „Soziale Ungleichheit und Gesundheit" soll stärker in den Fokus der Gesundheitspolitik im Märkischen Kreis gestellt werden. Als primäre Maßnahme ist die Erstellung eines so genannten Gesundheitsberichtes geplant. Ein derartiger Bericht liegt zurzeit für den Märkischen Kreis nicht vor. Daher ist das Ziel dieser Arbeit, ein Grundsatzpapier zur kommunalen Gesundheitsberichterstattung zu erstellen, indem die Frage geklärt werden soll, welche Daten eine Beschreibung von „Sozialer Ungleichheit und Gesundheit" ermöglichen. Zunächst werden im Kapitel 1 „Theoretische Grundlagen" vermittelt, es werden die beiden Begriffe Gesundheit und Krankheit aus gesundheitswissenschaftlicher Sicht erläutert, und die Ziele und Aufgaben der kommunalen Gesundheitsberichterstattung aufgeführt. Das Kapitel 2 beschreibt Daten und nennt Indikatoren, mit denen der allgemeine Gesundheitszustand der Bevölkerung dargestellt werden kann. Das Kapitel endet mit dem Thema „Soziale Ungleichheit und Gesundheit".
Den Abschluss der Arbeit bilden geeignete Maßnahmen zur Gesundheitsförderung und Prävention, welche in der Lage sind, eine Chancengleichheit in der Gesundheitsversorgung zu gewährleisten.

1 Theoretische Grundlage

1.1 Gesundheit und Krankheit

Bei den beiden Begriffen Gesundheit und Krankheit handelt es sich nicht um zwei Fremdwörter bzw. Fachbegriffe. Dennoch kommt man bei dem Versuch, diese beiden im alltäglichen Leben häufig verwendeten Begriffe genauer zu definieren ins Grübeln. Es folgt ein kurzer Überblick über die große Bandbreite von Bedeutungen dieser beiden Begriffe, angefangen mit einem Rückblick in die Historie, über einige Gesundheitsmodelle, bis hin zu den Laienkonzepten der Menschen.

Im Christentum wurde die vorhandene Gesundheit als Segen Gottes angesehen, und das Vorhandensein einer Krankheit als Glaubensprüfung oder gar als Fluch. Der Philosoph Aristoteles unterstützte seinerzeit die naturwissenschaftliche Sichtweise, welche die Bedeutung von Gesundheit und Krankheit anhand der Viersäftelehre erklärte. Hierbei bedeutete Gesundheit ein Gleichgewicht der Körpersäfte gelbe Galle, schwarze Galle, Blut und Schleim. Dagegen wurde unter dem Begriff Krankheit, ein Ungleichgewicht zwischen den Säften verstanden (Bertelsmann 2007, S. 13ff).

Das naturwissenschaftliche Verständnis der beiden Begriffe wurde bis ins 19. Jahrhundert stark durch die Kirchen geprägt. Erst im Zuge der Aufklärung und durch die Weiterentwicklung der Medizin entwickelte es sich weiter. Dem Bakteriologen Robert Koch gelang es erstmals in der Medizin, bestimmten Krankheiten eine spezifische Ursache zuzuordnen (Hurrelmann, Laaser, Razum 2006, S. 62).

Diese neuen Erkenntnisse führten zu einer Neuausrichtung der Medizin, und legten den Grundstein für das spätere klinische Krankheitsmodell, welches die Vorstellungen von Gesundheit und Krankheit bis heute prägt.

1

Das klinische Krankheitsmodell versteht Gesundheit als die Abwesenheit von Krankheit. Es geht davon aus, dass hauptsächlich physikalische und biochemische Prozesse für eine Erkrankung verantwortlich seien. Krankheit wird hierbei als ein regelwidriger Körperzustand definiert. Die Entscheidung ob jemand „gesund" oder „krank" ist, liegt seit bestehen des Sozialversicherungssystems ausschließlich bei den Ärzten. (Bertelsmann 2007, S. 16ff).

Heutzutage wird unter dem Begriff Gesundheit nicht mehr nur die Abwesenheit von Krankheit verstanden. Bereits im Jahr 1946 definierte die Weltgesundheitsorganisation (WHO) Gesundheit wie folgt: „Gesundheit ist der Zustand des völligen körperlichen, geistigen und sozialen Wohlbefindens, und nicht nur das Freisein von Krankheit und Gebrechen" (Hurrelmann, Laaser, Razum 2006, S. 147). Mit dieser Definition, die von Seiten der klassischen Medizin durchaus kritisch angesehen wurde, konnte dennoch ein erweitertes Verständnis von Gesundheit erreicht werden.

Gesundheit und Krankheit werden derzeit aus gesundheitswissenschaftlicher Sicht nicht mehr als gegensätzliche Faktoren betrachtet, sondern vielmehr als eine Wechselbeziehung zwischen diesen beiden Zuständen. Diese salutogenetische Sichtweise nach Antonovsky besagt, dass ein Mensch nicht hundertprozentig „gesund" oder hundertprozentig „krank" ist. Er befindet sich stattdessen auf einem so genannten Gesundheits-Krankheits-Kontinuum, auf dem er immer in einem bestimmten Verhältnis sowohl gesund als auch krank ist (Bertelsmann 2007, S. 29ff).

Parallel zu den bereits genannten Bedeutungen und Modellen von Gesundheit und Krankheit existieren die Laienkonzepte von Gesundheit in der Bevölkerung. Vergleicht man die Laienkonzepte verschiedener Bevölkerungsgruppen, gibt es teilweise Übereinstimmungen, aber auch unterschiedliche Sichtweisen durch z.b. Alter, Geschlecht oder sozialen Status (Naidoo & Wills 2003, S.17). Das Verständnis von Gesundheit und Krankheit hat sich im Laufe der Zeit von Gesellschaft zu Gesellschaft immer weiterentwickelt. Nach Herzlich (1973 zit. n. Naidoo & Wills 2003) lassen sich drei subjektive Konzepte zur Gesundheit feststellen:

1. Gesundheit als einen Zustand des Seins und der Abwesenheit von Krankheit

2. Gesundheit als etwas was man hat, eine innere Stärke oder Widerstandskraft gegenüber Erkrankungen

3. Gesundheit als einen Zustand des Tuns und der Fähigkeit, seine Lebenspotenziale voll auszuschöpfen

Während Frauen in erster Linie unter Gesundheit, die Fähigkeit ihre Rolle in der Gesellschaft erfüllen zu können verstehen, definiert das männliche Geschlecht seine Gesundheit eher über das Vorhandensein von Fitness. Auch je nach Alter gibt es für den Begriff Gesundheit unterschiedliche Definitionsversuche. Ältere Menschen haben eine eher ganzheitliche Sichtweise, und sehen Gesundheit als innere Stärke an (Williams 1983 zit. n. Naidoo & Wills 2003), im Gegensatz zu jüngeren Menschen, die Gesundheit im Zusammenhang mit Fitness oder Energie sehen (Blaxter 1990 zit. n. Naidoo & Wills 2003).

Zusammenfassend kann festgehalten werden, dass es eine Vielzahl von Bedeutungen für die beiden Begriffe Gesundheit und Krankheit gibt. Die verschiedenen Gesundheitsmodelle und die Laienkonzepte existieren dabei nebeneinander.

1.2 Ziele und Aufgaben der kommunalen Gesundheitsberichterstattung

Die Gesundheitsberichterstattung hat die primäre Aufgabe, über die gesundheitliche Lage und die gesundheitliche Versorgung einer Bevölkerung zu informieren. Gesundheitsberichterstattung verschafft sich dabei einen Überblick über die aktuelle Situation, indem überwiegend bereits vorhandenen Daten ausgewertet und zielgruppenorientiert dargestellt werden, und zeigt Handlungsbedarfe auf. Somit ist die Gesundheitsberichterstattung zum einen Ausgangspunkt für gesundheitspolitische Planungen, zum anderen begleitet Gesundheitsberichterstattung die Implementierung und Evaluation von Maßnahmen (Hellmeier 2007, S. 71ff).

Die Akademie für öffentliches Gesundheitswesen in Düsseldorf formuliert die Ziele der Gesundheitsberichterstattung wie folgt:

- Verbesserung der Zielgenauigkeit gesundheitspolitischer Maßnahmen durch planungs- und steuerungsrelevante Orientierungsdaten für Entscheidungsträger in Politik, Verwaltung und Gesundheitswesen.

- Motivierung von Entscheidungsträgern und Bürgern zu verstärktem Engagement für die Gesundheit der Bevölkerung .

- Sachgerechte Information der Bürgerinnen und Bürger über die gesundheitliche Lage der Bevölkerung und ihre wesentlichen Bestimmungsfaktoren (Akademie für öffentliches Gesundheitswesen 1998)

Der Gesetzgeber beschreibt in § 8 der Ausführungsverordnung zum Gesetz über den öffentlichen Gesundheitsdienst (AV-ÖGDG) vom 20. August 1999, die Ziele und Aufgaben der kommunalen Gesundheitsberichterstattung folgendermaßen:

Die kommunale Gesundheitsberichterstattung hat die Aufgabe, für die Politik, die Fachöffentlichkeit und die Bevölkerung Informationen über die gesundheitliche Situation der Bevölkerung, über Gesundheitsrisiken und über die Versorgung mit Gesundheitsleistungen zur Verfügung zu stellen sowie Handlungsbedarfe aufzuzeigen. Die kommunale Gesundheitsberichterstattung bildet eine Grundlage für kommunale Planungs- und Umsetzungsprozesse und dient zugleich der Kontrolle und Qualitätssicherung bei der Umsetzung der Empfehlungen der kommunalen Gesundheitskonferenz (§ 8 AV ÖGDG).

Kommunale Gesundheitsberichterstattung

In Nordrhein-Westfalen ist die kommunale Gesundheitsberichterstattung laut § 21 des Gesetzes über den öffentlichen Gesundheitsdienst (ÖGDG NRW) in der Fassung vom 01.März 2005, die Aufgabe der unteren Gesundheitsbehörde (Gesundheitsamt). Nach diesem Gesetz müssen die Kommunen auch die zur kommunalen Gesundheitsberichterstattung erforderlichen Voraussetzungen schaffen. Diese gesetzliche Pflichtaufgabe wird in den einzelnen Kommunen, zum Teil sehr unterschiedlich wahrgenommen.

Das Landesinstitut für den öffentlichen Gesundheitsdienst NRW (Lögd) gibt hierbei Hilfestellung zur Einrichtung einer Gesundheitsberichterstattung, stellt aufbereitete

Gesundheitsdaten und finanzielle Unterstützung zur Verfügung (Landesinstitut für den öffentlichen Gesundheitsdienst NRW 2007).

Des Weiteren fordert das ÖGDG NRW die Einberufung einer kommunalen Gesundheitskonferenz, von unterschiedlichen regionalen Vertretern und Vertreterinnen aus dem Gesundheitsbereich (§ 24 ÖGDG NRW). Die kommunale Gesundheitskonferenz arbeitet an der Gesundheitsberichterstattung mit.

Durch ihre Funktion innerhalb der Gesundheitsberichterstattung sichert die kommunale Gesundheitskonferenz, eine kontinuierliche Zusammenarbeit zwischen den an der Gesundheitsberichterstattung Beteiligten.

2. Gesundheitsberichterstattung und Daten

Zur Beschreibung der gesundheitlichen Lage und der gesundheitlichen Versorgung der Bevölkerung, werden im Zuge der Gesundheitsberichterstattung Gesundheitsindikatoren genutzt. Bei der Erstellung solcher Indikatoren werden überwiegend Daten aus amtlichen Statistiken von einer Vielzahl von Datenhaltern verwendet. Einige der wichtigsten Datenhalter sind zum Beispiel die statistischen Bundes- bzw. Landesämter, aber auch die Krankenkassen oder die Kassenärztlichen Vereinigungen.

In Nordrhein-Westfalen werden durch das Landesinstitut für den öffentlichen Gesundheitsdienst NRW (Lögd), regelmäßig Gesundheitsdaten in Form von Indikatoren berechnet und den Kommunen und Ländern zur Verfügung gestellt. Die Darstellung dieser Daten erfolgt entsprechend eines Indikatorensatzes, der von der Arbeitsgemeinschaft der Obersten Landesgesundheitsbehörden der Länder (AOLG) im Mai 2003 verabschiedet wurde (Hellmeier 2007, S. 76, Hurrelmann, Laaser, Razum 2006, S. 377). Aufgrund dieser Darstellung ist es möglich, einen Vergleich zwischen den Kommunen und dem Land zu ermöglichen.

Insgesamt umfasst der Datenbestand des Lögd zurzeit 297 Indikatoren, wovon über 50 Indikatoren Daten auf kommunaler Ebene darstellen. Diese Indikatoren sind in 10 Themenfelder eingeteilt (Lögd 2007).

Im Folgenden werden einige Indikatoren aus dem Themenfeld „Gesundheitszustand der Bevölkerung" kurz vorgestellt. Im Anschluss daran werden Daten erläutert, die eine Aussage zur sozialen Ungleichheit und Gesundheit erlauben.

2.1 Gesundheitszustand der Bevölkerung

Sterblichkeit

Das Landesamt für Datenverarbeitung und Statistik des Landes Nordrhein-Westfalen erfasst für die Statistik der natürlichen Bevölkerungsbewegung bei Sterbefällen den Sterbetag, das Geschlecht, Alter, den Familienstand und die Wohngemeinde. Die Todesursachenstatistik stützt sich dabei auf die Sterbefallzählkarte und auf dem vom Arzt ausgefüllten Leichenschauschein, der nach den internationalen Klassifikationen der Todesursachen (ICD)

4

verschlüsselt wird. Die Totgeburten, die nachträglich beurkundeten Kriegssterbefälle und die gerichtlichen Todeserklärungen werden in der Todesursachenstatistik nicht erfasst. Um die unterschiedlichen Altersstrukturen in den Regionen zu berücksichtigen und die jeweilige Sterberate vergleichen zu können, werden Altersstandardisierungen durchgeführt.

Lebenserwartung

Die Lebenserwartung ist einer der wichtigsten Indikatoren zur Beschreibung des Gesundheitszustandes der Bevölkerung. Die Lebenserwartung gibt an, wie viel Jahre ein Mensch in einem bestimmten Alter nach den gegenwärtigen Sterbeverhältnissen im Durchschnitt noch zu leben hat. Als mittlere Lebenserwartung bezeichnet man die Lebenserwartung von Neugeborenen. Die Berechnung der Werte erfolgt anhand der so genannten Sterbetafel. Bei den so ermittelten Werten handelt es sich um eine Momentaufnahme. Die Lebenserwartung wird aufgrund der geschlechtsspezifischen Unterschiede für Frauen und Männer berechnet.

Meldepflichtige Infektionserkrankungen

Unter dem Begriff Infektionskrankheit, umgangssprachlich übertragbare Krankheit, versteht man eine durch Krankheitserreger oder deren toxische Produkte, die unmittelbar oder mittelbar auf den Menschen übertragen werden kann, verursachte Krankheit (§ 2 IfSG 2001). Durch das Infektionsschutzgesetz (IfSG) gibt es in Deutschland eine Meldepflicht für bestimmte Erkrankungen und labordiagnostische Erregernachweise, darunter Diphtherie, akute Virushepatitis, Masern und Meningokokken-Meningitis (§ 6 IfSG 2001). Demnach sind Ärzte, Labore und Gemeinschaftseinrichtungen zur Meldung verpflichtet. Die Meldung erfolgt an die zuständigen Gesundheitsämter vor Ort, die Maßnahmen zur Verhinderung der Weiterverbreitung ergreifen, und wird von dort über die jeweiligen Landesbehörden bis hin zum Robert-Koch-Institut (RKI) weitergeleitet. Für die Übermittlung eines Erkrankungs- oder Todesfalls und eines Nachweises von Krankheitserregern hat das RKI einheitliche Falldefinitionen festgelegt (Lögd 2007).

2.2 Soziale Ungleichheit und Gesundheit

Die Gesundheitspolitik in Deutschland befasst sich in den letzten Jahren vermehrt mit den gesundheitlichen Auswirkungen von Armut und sozialer Ungleichheit. Durch die Armuts- und Reichtumsberichte der Bundesregierung, aber auch durch zahlreiche Berichte über den Zusammenhang zwischen Sozialstatus und dem Gesundheitszustand, erfolgte ein Politikwechsel (Lampert & Ziese 2005). In diesen Veröffentlichungen konnte immer wieder dargestellt werden, dass Menschen mit einem niedrigen Sozialstatus häufiger krank werden, und früher sterben als Menschen mit einem höheren Sozialstatus (Hurrelmann, Laaser, Razum 2006, S. 603).

Die Zusammenhänge zwischen sozialer Ungleichheit und Gesundheit, sind im folgenden modifizierten Schema nach Elkeles & Mielck (1993) vereinfacht wiedergegeben. Demnach ist ausgehend von einer Ungleichheit bei den gesellschaftlichen Ressourcen „Wissen, Geld, Macht und Prestige", mit einer unterschiedlichen gesundheitlichen Versorgung und Beanspruchung zu rechnen. Diese drei Faktoren, Gesundheitsbeanspruchung,

Versorgungsqualität und die gesellschaftlichen Ressourcen beeinflussen gemeinsam den gesundheitsrelevanten Lebensstil. Eine gesundheitliche Ungleichheit entsteht daher aus einem komplexen Zusammenspiel von den Auswirkungen sozialer Ungleichheit mit Unterschieden bei der gesundheitlichen Beanspruchung wie auch der gesundheitlichen Versorgung, die teilweise direkt und teilweise über unterschiedliche Lebensstile zu Unterschieden bei der Morbidität und Mortalität führen. Die Rückkoppelung von gesundheitlicher zu sozialer Ungleichheit, soll bedeuten, dass Gesundheit und Krankheit einen Einfluss auf den Sozialstatus von Menschen nehmen (Rosenbrock, Kümpers 2006, S. 376ff).

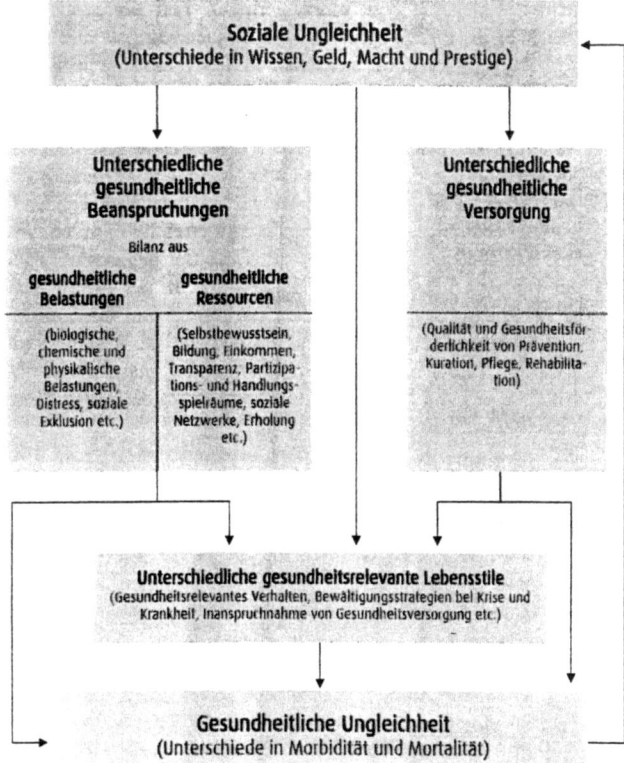

Quelle: Rosenbrock, Kümpers 2006, S. 377

Der Begriff „soziale Ungleichheit" wird im Alltag mit Unterschieden bei der Bildung, beim Beruf und beim Einkommen in Verbindung gebracht (Hurrelmann, Laaser, Razum 2006, S. 604). Deshalb soll an dieser Stelle intensiver auf diese drei Indikatoren eingegangen werden.

Bildung

Eine gute schulische Ausbildung ist heutzutage eine Grundvoraussetzung um die hohen Anforderungen des Arbeitsmarktes zu erfüllen. Aber auch die Fähigkeit am sozialen, kulturellen und politischen Leben teilnehmen zu können, ist abhängig von der Bildung. Bildung hat für die Gesundheit einen hohen Stellenwert, indem die Belastungen am Arbeitsplatz mit dem erworbenen Berufstatus variieren können, und die Umsetzung von gesundheitsförderlichen Lebensweisen bildungsabhängig ist. Zum Beispiel klagten im Jahr 2002 43,2 % der 18-jährigen und älteren Männer mit Volks- und Hauptschulabschluss und 18,5 % derjenigen mit Abitur über starke Schmerzen in den letzten vier Wochen (Soziooekonomisches Panel 2002 zit. n. Lampert & Ziese 2005). Bei Frauen waren es 51,2 % mit niedriger und 27,2 % mit hoher Schulbildung (Lampert & Ziese 2005, S.52ff).

Beruf

Zu den gesundheitlichen Ressourcen der Arbeitswelt zählen neben dem Einkommen und Berufsprestige, die Möglichkeiten sich weiterzuentwickeln, die Teilnahme an wichtigen Entscheidungsprozessen oder Verantwortung zu übernehmen. Dagegen versteht man unter Arbeitsbezogene Risikofaktoren unter anderem Unfallgefahren, sowie körperliche, psychische und psychosoziale Belastungen. Im Bezug auf die Belastungen am Arbeitsplatz ist anzumerken, dass nach einigen AOK-Statistiken zu urteilen, es einen Branchenunterschied und einen Zusammenhang zur beruflichen Stellung im Hinblick auf Fehlzeiten am Arbeitsplatz und Arbeitsunfähigkeit, sowie bei der Art der Erkrankung gibt (Lampert & Ziese 2005, S. 77ff).

Einkommen

Das Einkommen ist ein entscheidender Faktor für die Teilnahme an der Gesellschaft, und für die Befriedigung menschlicher Grundbedürfnisse. Nach Blackburn (1991 zit. n. Naidoo & Wills 2003) lassen sich die verschiedenen Einflüsse des Einkommens auf die Gesundheit auf der physiologischen (schlechte Wohnverhältnisse, Lebensmittelmangel), psychologischen (Stress und fehlende soziale Unterstützung) und verhaltensbedingten (wie Rauchen und Trinken) Ebene darstellen. Des Weiteren neigen die Menschen dazu, aufgrund von geringen finanziellen Mitteln bevorzugt auf günstige und sättigende Lebensmittel zurückzugreifen, welche oft den täglichen Nährwertbedarf nicht abdecken (Naidoo & Wills 2003, S. 33f). Die Angehörigen der unteren Einkommensgruppen treiben auch weniger Sport. Der telefonische Gesundheitssurvey von 2003 stellte fest, dass 50, 2 % der einkommensarmen Bevölkerung keinen Sport betreiben. In der nicht-armen Bevölkerung waren es nur 36,7 % (Telefonischer Gesundheitssurvey 2003 zit. n. Lampert & Ziese 2005).

3. Gesundheitsförderung und Prävention

Die Einleitung dieses Kapitels soll mit einer Begriffsunterscheidung zwischen Prävention und Gesundheitsförderung beginnen.

Prävention: „Das Ziel der Krankheitsprävention ist die Vermeidung des Auftretens von Krankheiten durch Verminderung ihrer Ursachen und somit die Verringerung der Morbidität und Mortalität in der Bevölkerung".

Gesundheitsförderung: „Das Ziel der Gesundheitsförderung ist die Stärkung der gesundheitlichen Entfaltungsmöglichkeiten von Menschen durch eine Verbesserung ihrer Lebensbedingungen" (Bertelsmann 2007, S. 63).

Innerhalb der Gesundheitswissenschaften sind Prävention und Gesundheitsförderung die wichtigsten Handlungsfelder. Bei der Blickrichtung besteht jedoch ein wesentlicher Unterschied zwischen diesen beiden. Während Prävention die Entstehung und das Fortschreiten von Krankheiten verhindern soll, stellt die Gesundheitsförderung die individuelle Lebensqualität in den Fokus ihrer Maßnahmen, und baut auf dem Modell der Salutogenese von Antonovsky auf. Hierbei verzichtet die Gesundheitsförderung auf eine dichotome Trennung von Gesundheit und Krankheit (Bertelsmann 2007, S. 63ff).

Im Rahmen der Gesundheitspolitik wird deutlich, dass eine Verknüpfung von Gesundheitsberichterstattung und Interventionen zwingend erforderlich ist. Die folgende Abbildung veranschaulicht das Verhältnis von Gesundheitsberichterstattung und Gesundheitsförderung.

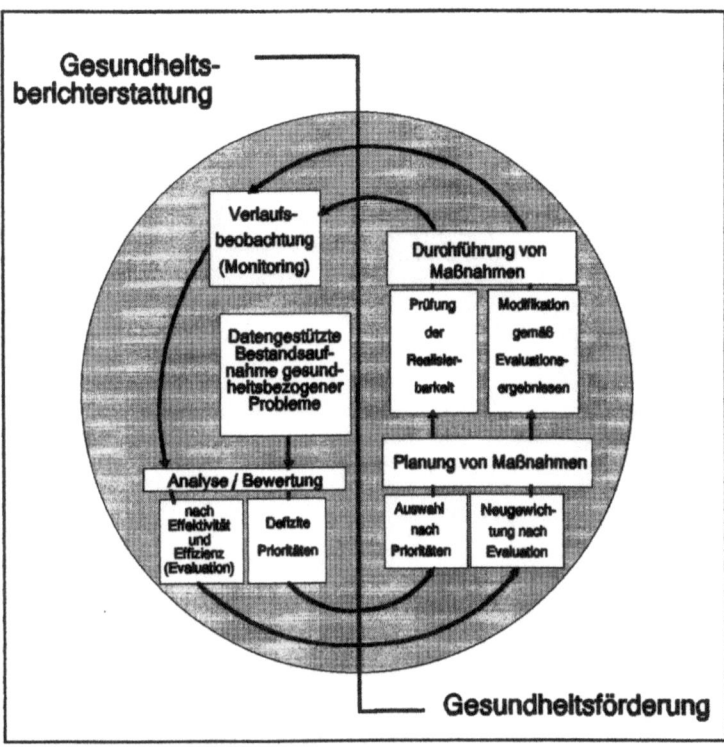

Quelle: Akademie für öffentliches Gesundheitswesen NRW 1998, S. 26

Nach einer Bestandsaufnahme gesundheitsbezogener Probleme und Daten erfolgt ihre systematische Analyse und Bewertung. Auf diese Weise kann die Gesundheitsberichterstattung die Basis für Gesundheitsförderung legen. Zielgerichtete

8

Maßnahmen können so geplant und durchgeführt werden. Ihre Evaluierung wiederum ermöglicht eine fundierte Überwachung und Entwicklung der Qualität der Interventionen (Akademie für öffentliches Gesundheitswesen NRW 1998, S. 25ff). Die Weltgesundheitsorganisation (WHO) setzt bei der Gesundheitsförderung auf den so genannten „Setting-Ansatz". Dieser auf die Lebensräume, Lebensbereiche, sozialen Systeme sich beziehende Ansatz gilt als Schlüsselstrategie in der Gesundheitsförderung. Besonders effektiv ist Gesundheitsförderung, wenn sie gesundheitsfördernde Maßnahmen innerhalb solcher Strukturen gestaltet, in denen Menschen gemeinsam einen großen Teil ihrer Zeit verbringen, etwa in Schulen oder Betrieben (Bertelsmann 2007, S. 75).

Auf der Grundlage der bereits in der Ottawa-Charta beschriebenen Kernstrategien, soll an dieser Stelle eine Reihe von Maßnahmen zur Reduzierung der gesundheitlichen Chancenungleichheit nach Benzeval et al. (1995 zit. n. Naidoo & Wills 2003) vorgeschlagen werden.

- Stärkung individueller Kompetenzen: Jeder Mensch soll informiert und befähigt werden, damit er seine Gesundheit aktiv mitgestalten kann. Hierbei müssen die sozialen Verhältnisse berücksichtigt werden, z.B. Programme für Alleinerziehende

- Stärkung gesundheitsbezogener Gemeinschaftsaktionen: Die Menschen sollen unterstützt werden, damit sie ihre gesundheitlichen Probleme und die ihres Umfeldes beeinflussen können, z.B. Schulungs-Bildungsprogramme, Kochklubs oder Gemeinschaftstreffs.

- Verbesserung der Zugänge zu den Gesundheitsangeboten und Gesundheitsdiensten: Durch eine Vermittlung und Vernetzung zwischen den Menschen und den Gesundheitsdiensten. Hierbei müssen die individuellen Bedürfnisse der Menschen berücksichtigt werden, z.B. bei Menschen mit Lese- und Lernschwierigkeiten.

- Gesundheitsfördernde Gesamtpolitik: Gesundheitspolitik muss sich auf alle politischen Bereiche erstrecken, die auf die gesundheitlichen Lebensbedingungen der Menschen einwirken können, z.B. Tabak- Alkoholsteuer, Infrastruktur (Naidoo & Wills 2003, S. 46f).

Die Bundeszentrale für gesundheitliche Aufklärung (BZgA) bietet auf ihrer Internetplattform www.gesundheitliche-chancengleichheit.de, einen Überblick über Maßnahmen zur Gesundheitsförderung und Prävention an, die sich mit dem Thema „Soziale Ungleichheit und Gesundheit" befassen (Hurrelmann, Laaser, Razum 2006, S. 622).

4. Zusammenfassung

Die Anfertigung eines Grundsatzpapiers zur kommunalen Gesundheitsberichterstattung war Ziel dieser Arbeit.

Im Anschluss an einen Überblick über verschiedene Vorstellungen und Bedeutungen der Begriffe Gesundheit und Krankheit wurden die wesentlichen Ziele und Aufgaben der kommunalen Gesundheitsberichterstattung beschrieben. Hierbei konnte festgestellt werden, dass die kommunale Gesundheitsberichterstattung bei den gesundheitspolitischen Planungen eine entscheidende Rolle spielt. Es folgte eine kurze Darstellung von so genannten Gesundheitsindikatoren, die eine Beschreibung des Gesundheitszustandes ermöglichen, und mit denen eine Aussage zur sozialen Ungleichheit und Gesundheit getroffen werden kann. Der Gesundheitszustand der Bevölkerung wird in erster Linie mit der Sterblichkeit und der Lebenserwartung dargestellt. Auf politischer Ebene wird sich in den letzten Jahren immer häufiger mit dem Thema „gesundheitliche Chancenungleichheit" auseinandergesetzt. Demnach beeinflussen die Faktoren Bildung, Beruf und Einkommen den Gesundheitszustand der Menschen unterschiedlich. Zusätzlich zu den in dieser Arbeit beschriebenen, gibt es noch eine Vielzahl von weiteren Indikatoren, die in mehreren Themengebieten aufgeteilt sind. Das Schlusskapitel dieser Arbeit zeigte, dass die Stärkung individueller Kompetenzen, die Stärkung gesundheitsbezogener Gemeinschaftsaktionen, die Verbesserung der Zugänge zu den Gesundheitsangeboten und Gesundheitsdiensten und eine gesundheitsfördernde Gesamtpolitik zu einer Reduzierung der gesundheitlichen Chancenungleichheit führen können

Abschließend bleibt festzuhalten, dass mit diesem Grundsatzpapier die Grundlage für eine kommunale Gesundheitsberichterstattung gegeben ist, welche die sozialen Unterschiede mit einbezieht.

Literaturverzeichnis

Akademie für öffentliches Gesundheitswesen (Hrsg.) (1998), Praxishandbuch Gesundheitsberichterstattung. Band 18. Düsseldorf

Benzeval, M. Judge, K. Whitehead, M. (1995), Tackling inequalities in health: an agenda for action. London: Kings`s Fund

Bertelsmann, H. (2007): Einführung in die Gesundheitswissenschaften. 1. Studientext des Weiterbildenden Fernstudiums Angewandte Gesundheitswissenschaften. Bielefeld, Magdeburg.

Blackburn, C. (1991), Poverty and health: working with families. Buckingham: Open University

Blaxter, M. (1990), Health and lifestyles. London: Tavistock/Routledge

Hellmeier, W. (2007): Epidemiologische Methoden. 3. Studientext des Weiterbildenden Fernstudiums Angewandte Gesundheitswissenschaften. Bielefeld, Magdeburg.

Herzlich, C. (1973), Health and illness. London: Academic Press.

Hurrelmann, K. Laaser, U. und Razum, O. (2006), Handbuch Gesundheitswissenschaften. 4. Auflage. Weinheim und München: Juventa Verlag.

Lampert, T. und Ziese, T. (2005), Armut, soziale Ungleichheit und Gesundheit: Expertise des Robert Koch Instituts (Hrsg.) zum 2. Armuts- und Reichtumsbericht der Bundesregierung. Berlin

Landesinstitut für den öffentlichen Gesundheitsdienst NRW (Lögd 2007): Kommunale Gesundheitsberichterstattung.
URL: http://www.loegd.de/gesundheitberichterstattung/frameset.html,
http://www.loegd.de/gesundheitberichterstattung/gesundheitsindikatoren/frameset.html
eingesehen am 03.10.2007

Naidoo, J. und Wills, J. (2003), Lehrbuch der Gesundheitsförderung. 1. Auflage. Köln: Bundeszentrale für gesundheitliche Aufklärung (Hrsg.) Verlag für Gesundheitsförderung

Rosenbrock, R. und Kümpers, S. (2006): Primärprävention als Beitrag zur Verminderung sozial bedingter Ungleichheit von Gesundheitschancen. In: Richter, M./Hurrelmann, K. (Hrsg.): Gesundheitliche Ungleichheit. Grundlagen, Probleme, Perspektiven. Wiesbaden: VS Verlag für Sozialwissenschaften/GWV Fachverlage GmbH; S. 371-388.

Williams, R.G.A. (1983), Concepts of health: an analysis of lay logic. Sociology 17.

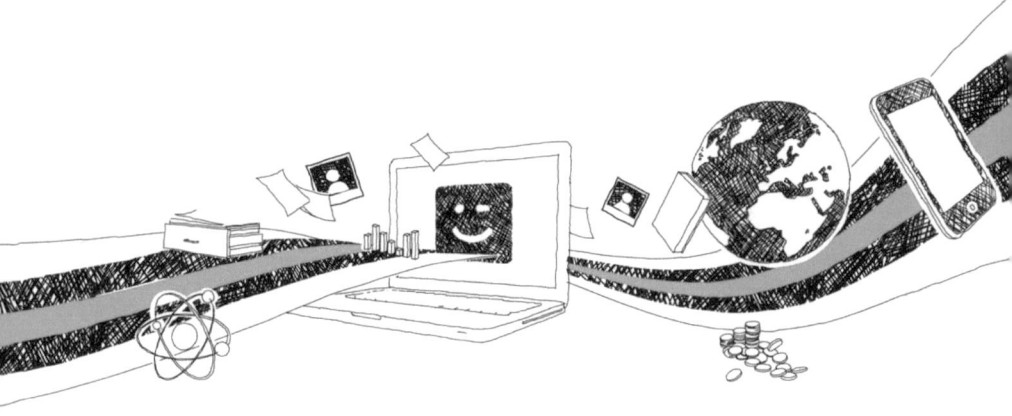
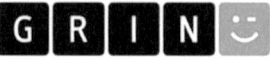

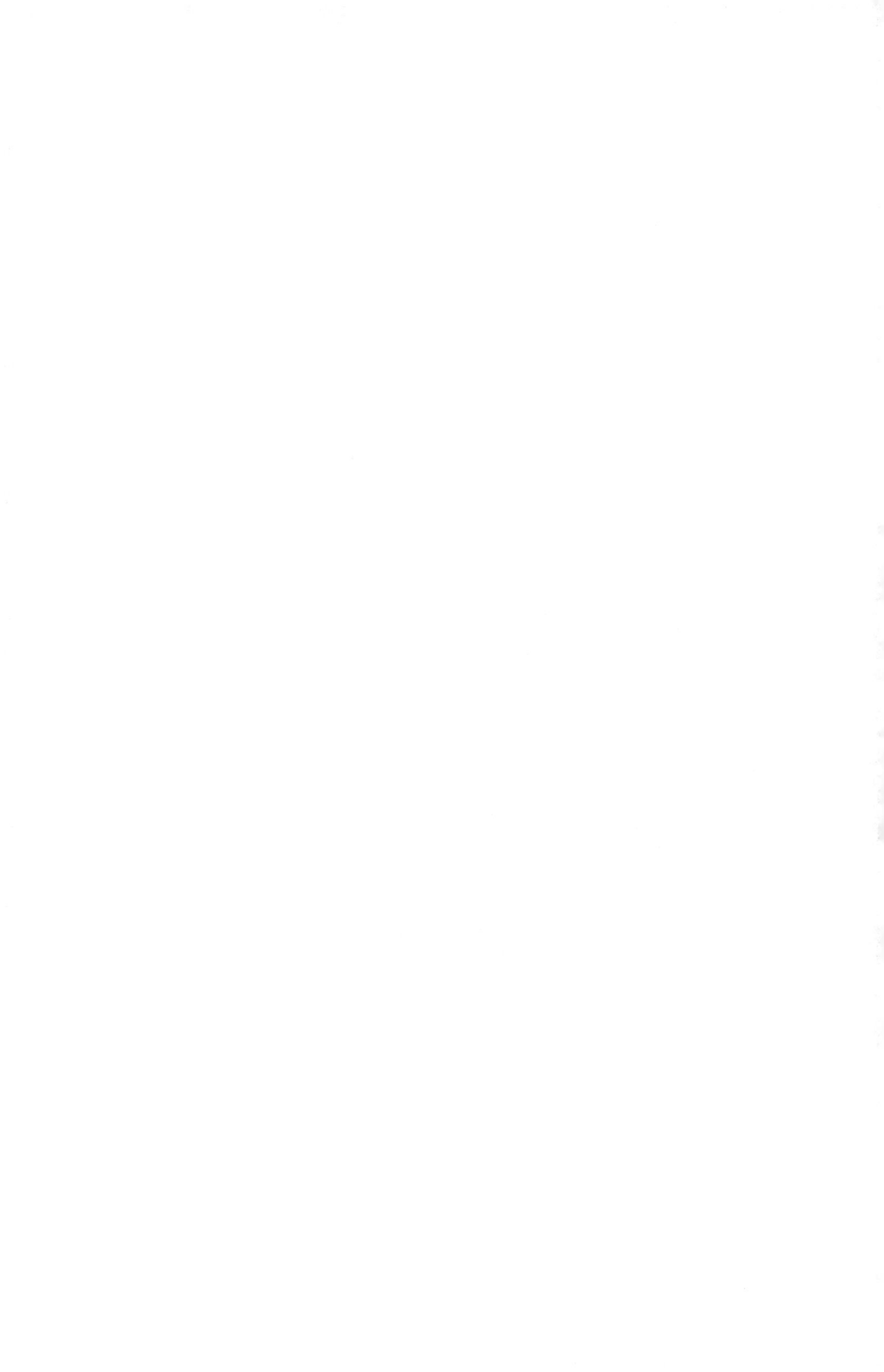